BEI GRIN MACHT SICH IHR WISSEN BEZAHLT

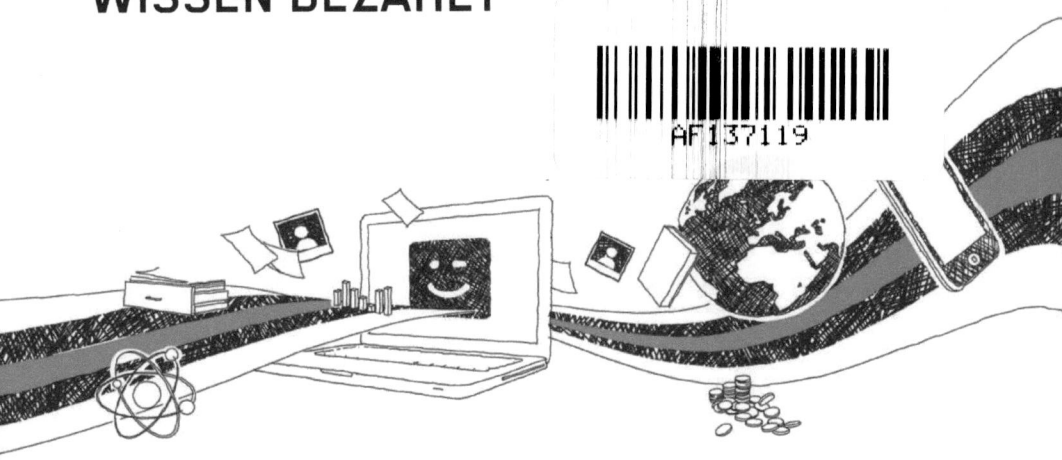

AF137119

- Wir veröffentlichen Ihre Hausarbeit,
  Bachelor- und Masterarbeit

- Ihr eigenes eBook und Buch -
  weltweit in allen wichtigen Shops

- Verdienen Sie an jedem Verkauf

Jetzt bei www.GRIN.com hochladen und kostenlos publizieren

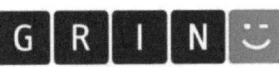

Ernährung bei Schulkindern. Wie kann man sie verbessern?

Ramona Memminger

GRIN :)

Bibliografische Information der Deutschen Nationalbibliothek:

Die Deutsche Nationalbibliothek verzeichnet diese Publikation in der Deutschen Nationalbibliografie; detaillierte bibliografische Daten sind im Internet über http://dnb.d-nb.de abrufbar.

ISBN: 9783346362568
Dieses Buch ist auch als E-Book erhältlich.

© GRIN Publishing GmbH
Nymphenburger Straße 86
80636 München

Druck und Bindung: Books on Demand GmbH, Norderstedt Germany
Gedruckt auf säurefreiem Papier aus verantwortungsvollen Quellen

Das Buch bei GRIN: https://www.grin.com/document/994925

IUBH Internationale Hochschule
Fernstudium

Bachelor of Science Ernährungswissenschaften

Hausarbeit
Ernährung von Schulkindern

—

Angewandte Ernährungslehre

Vorgelegt von: Ramona Memminger

Inhaltsverzeichnis

I. Abkürzungsverzeichnis

BLE	Bundesanstalt für Landwirtschaft und Ernährung
BZfE	Bundeszentrum für Ernährung
D-A-CH-Referenzwerte	Referenzwerte für die Nährstoffzufuhr der deutschen, österreichischen und schweizerischen Ernährungsgesellschaft
DGE	Deutsche Gesellschaft für Ernährung
DISHES	Dietary Interview Software for Health Examination Studies
EsKiMo	Ernährungsstudie als KiGGS-Modul
EU	Europäische Union
FKE	Forschungsdepartment Kinderernährung
FS	Fettsäure
IE	Internationale Einheit
KiGGS	Studie zur Gesundheit von Kindern und Jugendlichen in Deutschland
m	Männlich
MW	Mittelwert
NÄ	Niacin- Äquivalent
ÖGE	Österreichische Gesellschaft für Ernährung
PAL	Physical Activity Level
RÄ	Retinol-Äquivalent
SGE	Schweizerische Gesellschaft für Ernährung
Std	Standardabweichung
VIS	Verbraucherschutz-Informationssystem
w	Weiblich
WHO	World Health Organization

1. Einleitung

Vor allem für Kinder ist eine optimale Energie- und Nährstoffversorgung von besonderer Bedeutung. Einerseits befinden sie sich im Wachstum und in der Entwicklung, andererseits manifestieren sich in der Kindheit Geschmacksvorlieben und Ernährungsmuster, die häufig auch im Erwachsenenalter beibehalten werden. Darüber hinaus ist Übergewicht die Ursache für Krankheiten wie Diabetes Typ 2, Gelenkprobleme, Bluthochruck und Herz-Kreislauferkrankungen (vgl. Brettschneider et al. 2018, S. 80).

In der Lebensmittelversorgung sind Kinder auf ihre Umwelt angewiesen. Für die Bereitstellung gesunder und ausgewogener Mahlzeiten sind sowohl die Eltern als auch die Schule verantwortlich. Außerdem ist Kindern ein verantwortungsvoller Umgang mit Lebensmitteln nicht angeboren, diese Fähigkeit müssen sie über die Jahre erwerben (vgl. Mensink G. et al. 2007, S 1).

Aus diesen Gründen ist es besonders wichtig, bereits im Kindesalter auf eine ausgewogene und gesunde Ernährung zu achten. Infolgedessen wird in dieser Hausarbeit die Ernährung von Schulkindern vor der Pubertät betrachtet. Nach Elmadfa und Leitzmann (2019, S. 607) ereignet sich dieser ausgeprägte Wachstumsschub bei Mädchen zwischen dem 10. und 13. Lebensjahr. Bei Jungen findet er zwischen dem 12. und 15. Lebensjahr statt.

Trotz der Bedeutung einer gesunden Ernährung im Kindesalter sind in Deutschland etwa 15 % der Kinder übergewichtig, bei 6 % kann von Adipositas gesprochen werden (vgl. Finger, J. et al. 2018 S. 18). Vergleicht man diese Zahlen mit den 80er- und 90er-Jahren, so ist bei den Zahlen der übergewichtigen Kinder eine Zunahme von 50 zu erkennen (vgl. foodwatch (Hrsg.) 2015). Ein Grund für diese Zunahme sind unter anderem sogenannte Kinderlebensmittel, die in immer größeren Mengen in Supermarktregalen zu finden sind (vgl. Verbraucherzentrale.de 2020).

Im Zuge dieser Hausarbeit werden die D-A-CH-Referenzwerte für die Nährstoffzufuhr bei Schulkindern dargestellt und mit der aktuellen Ernährungslage in Deutschland verglichen. Darüber hinaus werden Kritische Nährstoffe und daraus resultierende gesundheitliche Folgen aufgezeigt. Im letzten Kapitel werden Kinderlebensmittel und deren Marketing genauer betrachtet. Das Ziel dieser Arbeit ist dabei, herauszuarbeiten, ob und wie die Ernährung von Schulkindern optimiert werden kann.

2. D-A-CH-Referenzwerte für die Nährstoffzufuhr

Die in dieser Hausarbeit angegebenen Referenzwerte beziehen sich auf die „Referenzmaße von Körpergröße und Körpergewicht für Kinder", die von der D-A-CH angegeben worden sind (vgl. DGE / ÖGE / SGE 2015, Energie S. 7) (siehe Anhang 1 Tabelle 1). Diese Maße entsprechen jeweils dem 50. Perzentil der anthropometrischen Maßzahlen aus der Studie zur Gesundheit von Kindern und Jugendlichen in Deutschland (KiGGS) des Robert Koch-Institutes (2013, S. 12ff.). Angegeben sind die Werte für die Mitte des jeweiligen Altersbereiches, d. h. 8,5 Jahre, 11,5 Jahre und 14,0 Jahre (vgl. DGE / ÖGE / SGE 2015, Energie S. 7).

Durch die Referenzwerte werden Mengen für die Zufuhr von Energie und Nährstoffen benannt. Ausgesprochen wird eine empfohlene Zufuhr, ein Schätzwert oder ein Richtwert (siehe Anhang Abbildung 1). Hier wird je nach wissenschaftlicher Datenlage und physiologischer Rolle entschieden (vgl. DGE / ÖGE / SGE 2015, Einführung S. 1).

2.1 Energie

Ein Maß für die körperliche Aktivität ist der PAL-Wert (engl. *physical activity level*). Der PAL-Wert bezeichnet den täglichen Energiemehrverbrauch, der für körperliche Aktivitäten aufzuwenden ist, im Verhältnis zum Ruheenergieverbrauch (vgl. DGE / ÖGE / SGE 2015, Energie S. 4).

Kinder, die keine regelmäßigen sportlichen Aktivitäten ausführen, motorisierte Transportmittel nutzen, mehrere Stunden am Tag in der Schule verbringen und ihre Freizeit überwiegend mit sitzenden Tätigkeiten verbringen werden einem wenig aktiven Lebensstil zugeordnet (vgl. DGE / ÖGE / SGE 2015, Energie S. 4).

Kinder, die sich mehrmals in der Woche, für mehrere Stunden am Tag intensiv sportlich betätigen, das Fahrrad nutzen oder weite Wege zu Fuß gehen können einem sehr aktiven Lebensstil zugeordnet werden (vgl. DGE / ÖGE / SGE 2015, Energie S. 4).

Tabelle 2 im Anhang 1 zeigt die D-A-CH-Richtwerte für die Energiezufuhr in [kcal/Tag] für Kinder.

2.2 Energieliefernde Nährstoffe

2.2.1 Protein

Tabelle 3 im Anhang 1 zeigt die Empfohlene Zufuhr für Protein in [g/kg Körpergewicht/Tag] und [g/Tag]. Die Angaben [g/kg Körpergewicht /Tag] beziehen sich auf das Normalgewicht. Bei Übergewicht wird das Normalgewicht für die Berechnung als Basis verwendet. Die Angaben [g/Tag] basieren auf dem Referenzgewicht (vgl. DGE / ÖGE / SGE 2017, Protein und unentbehrliche Aminosäuren S. 1).

Tabelle 4 im Anhang 1 zeigt den durchschnittlichen Bedarf an unentbehrlichen Aminosäuren.

2.2.2 Fett

Der Richtwert für die Zufuhr von Fett beträgt im Alter von 7 Jahren bis unter 15 Jahren jeweils 30 % – 35 % der Energie (vgl. DGE / ÖGE / SGE 2015, Fett S. 1).

2.2.3 Kohlenhydrate und Ballaststoffe

Bei der Kohlenhydratzufuhr müssen der Bedarf an Protein, die Richtwerte für die Fettzufuhr und der individuelle Energiebedarf berücksichtigt werden. Als Richtwert gilt, dass die Energiezufuhr in Form von Kohlenhydraten mehr als 50 % der gesamten Energiezufuhr betragen soll. Für Kinder wird außerdem eine Ballaststoffdichte von etwa 10 g/1 000 kcal empfohlen (vgl. DGE / ÖGE / SGE 2015, Kohlenhydrate, Ballaststoffe (Nahrungsfasern) S. 1ff.).

2.3 Fettlösliche Vitamine

Die Zufuhrempfehlungen für *Vitamin A* sind im Anhang 1 in der Tabelle 5 und die Schätzwerte für die Zufuhr von *Vitamin K* im Anhang 1 in der Tabelle 6 zu finden.

2.3.1 Vitamin D (Calciferole)

Der Schätzwert für eine ausreichende Vitamin-D-Zufuhr bei fehlender endogener Synthese beträgt bei Schulkinder 20 µg/Tag. 1 µg entspricht hierbei 40 Internationalen Einheiten (IE) (vgl. DGE / ÖGE / SGE 2015, Vitamin D (Calciferole) S. 1).

2.3.2 Vitamin E (Tocopherole)

Natürliche Tocopherole werden als RRR- α-Tocopherol bezeichnet. 1 mg RRR-α-Tocopherol entspricht 1 mg RRR-α-Tocopherol-Äquivalent. Der Tabelle 7 im Anhang 1 können die Schätzwerte für eine angemessene Zufuhr von Vitamin E bei Schulkindern entnommen werden (vgl. DGE / ÖGE / SGE 2015, Vitamin E (Tocopherole) S. 1).

2.4 Wasserlösliche Vitamine

Die empfohlenen Zufuhrmengen von *Thiamin* (siehe Tabelle 8), *Riboflavin* (siehe Tabelle 9), *Niacin* (siehe Tabelle 10), *Vitamin B_6* (siehe Tabelle 11), *Biotin* (siehe Tabelle 12), *Vitamin B_{12}* (siehe Tabelle 13) und *Pantothensäure* (siehe Tabelle 14) sind im Anhang 1 zu finden.

2.4.1 Folat

Die empfohlene Zufuhr Folat an wird nach der Summe folatwirksamer Verbindungen in der üblichen Nahrung (Folat-Äquivalent) berechnet, so gilt: *1 µg Folat-Äquivalent = 1 µg Nahrungsfolat = 0,5 µg synthetische Folsäure*. Die Empfohlenen Zufuhrmengen sind der Tabelle 15 im Anhang 1 zu entnehmen (vgl. DGE / ÖGE / SGE 2018, Folat S. 1).

2.4.2 Vitamin C

Bei der empfohlenen Zufuhr an Vitamin C gibt es keine Unterschiede zwischen Jungen und Mädchen. Im Alter von 7 bis unter 10 Jahren werden 45 mg/Tag empfohlen. Die Empfehlung im Alter von 10 bis unter 13 liegt bei 65 mg/Tag. 13 bis unter 15-jährige sollen täglich 85 mg aufnehmen (vgl. DGE / ÖGE / SGE 2015, Vitamin C S. 1).

2.5 Wasser

Die Richtwerte für die Zufuhr von Wasser sind der Tabelle 16 im Anhang 1 zu entnehmen (vgl. DGE / ÖGE / SGE 2015, Wasser S. 3).

Hierbei gilt:

- *Wasserzufuhr durch Getränke = Gesamtwasserzufuhr – Oxidationswasser – Wasserzufuhr durch feste Nahrung*

- Wasser in fester Nahrung: etwa 0,33 ml/kcal

- Oxidationswasser: etwa 0,125 ml/kcal

- Gesamtwasserzufuhr: etwa 1,0 ml/kcal (vgl. DGE / ÖGE / SGE 2015, Wasser S. 3).

2.6 Mengenelemente

Die empfohlene Zufuhrmengen von *Natrium* (siehe Tabelle 17), *Chlorid* (siehe Tabelle 18), *Kalium* (siehe Tabelle 19), und *Phosphor* (siehe Tabelle 20) sind im Anhang 1 zu finden.

2.6.1 Calcium

Die Empfehlungen der D-A-CH für die Zufuhr von Calcium gelten sowohl für Jungen als auch für Mädchen. Im Alter von 7 bis unter 10 Jahren wird eine tägliche Zufuhr von 900 mg empfohlen. Von 10 bis unter 13 Jahren liegt die Empfehlung bei 1 100 mg/Tag. Die empfohlene Zufuhrmenge bei 13- bis unter 15-jährigen beträgt 1 200 mg/Tag (vgl. DGE / ÖGE / SGE 2015, Calcium S. 1).

2.6.2 Magnesium

Ab einem Alter von 10 Jahren werden für Jungen und Mädchen unterschiedliche Empfehlungen angegeben (siehe Anhang 1 Tabelle 21) (vgl. DGE / ÖGE / SGE 2015, Magnesium S. 1).

2.7 Spurenelemente

Die empfohlenen Zufuhrmengen von *Jod* (siehe Tabelle 22), *Fluorid* (siehe Tabelle 23), *Zink* (siehe Tabelle 24), *Selen* (siehe Tabelle 25), *Kupfer, Mangan, Chrom* und *Molybdän* (siehe Tabelle 26) sind im Anhang 1 zu finden.

2.7.1 Eisen

Ab einem Alter von 10 Jahren werden für Mädchen höhere Zufuhrmengen empfohlen als für Jungen im gleichen Alter (siehe Anhang 1 Tabelle 27). Bei Nichtmenstruiernde Mädchen gilt eine empfohlene Zufuhr von 10 mg/Tag (vgl. DGE / ÖGE / SGE 2015, Eisen S. 1).

3. Aktuelle Ernährungslage und Vergleich mit den D-A-CH-Referenzwerten

Bei den angegebenen Werten zur aktuellen Ernährungslage wird vor allem auf die Daten der Ernährungsstudie als KiGGS-Modul (EsKiMo), welche im Jahr 2007 veröffentlicht worden ist, zurückgegriffen. Bei dieser Studie sind zwei verschiedene Erhebungsmethoden verwendet worden. Bei den 6- bis 11-Jährigen sind die Eltern gebeten worden Verzehrsprotokoll zu führen. Mit den Kindern über 11 ist ein persönliches Interview mit Hilfe von DISHES („*Dietary Interview Software for Health Examination Studies*") durchgeführt worden (vgl. Mensink G. et al. 2007, S. 6f.).

3.1 Energie

Bei den 7- bis 11-jährigen Kindern ist die mittlere Energiezufuhr etwas niedriger als der empfohlene Referenzwert (siehe Anhang 1 Tabelle 28 und Tabelle 31 und Anhang 2 Abbildung 2 bis Abbildung 5). In allen anderen Lebensjahren überschreiten sowohl die Jungen als auch die Mädchen die Referenzwerte (siehe Anhang 1 Tabelle 28 bis Tabelle 31). Lediglich von den 6-jährigen Mädchen wird die empfohlene Energiezufuhr weder unter- noch überschritten (siehe Anhang 1 Tabelle 29) (vgl. Mensink G. et al. 2007, S. 38ff.).

3.2 Energieliefernde Nährstoffe

3.2.1 Protein

Die Proteinzufuhr liegt bei allen Altersklassen und beiden Geschlechtern zum Teil sehr deutlich über den D-A-CH-Referenzwerten (siehe Anhang 2 Abbildungen 2 bis 5). Der Proteinanteil an der Gesamtenergiezufuhr beträgt hierbei etwa 13 % (siehe Anhang 1 Tabellen 28 bis 31). Vor allem Jungen im Alter von 6 bis 11 Jahren erreichen im Mittel über 200 % des Referenzwertes für die Proteinzufuhr (siehe Anhang 1 Tabelle 28). Mädchen im Alter von 12 bis 14 Jahren kommen dem empfohlenen Wert am nächsten (siehe Anhang 1 Tabelle 31) (vgl. Mensink G. et al. 2007, S. 41).

3.2.2 Fett

Die mittlere Prozentuale Zufuhr an Fett in Bezug auf die gesamte Energiezufuhr liegt im Alter von 6 bis 14 Jahren bei beiden Geschlechtern im Bereich der Referenzwerte. Allerding ist hierbei die Fettsäurezusammensetzung nicht zufriedenstellend. Mehrfach ungesättigte Fettsäuren werden in zu geringen Mengen verzehrt, einfach ungesättigte Fettsäuren werden gerade ausreichend aufgenommen und gesättigte Fettsäuren werden zu reichlich zugeführt (siehe Anhang 1 Tabellen 28 bis 31) (vgl. Mensink G. et al. 2007, S. 41).

Im Alter von 6 bis 11 Jahren stellen Wurstwaren, Milchprodukte und Süßwaren die wichtigsten Fettquellen dar. Ab 12 Jahren gewinnen pflanzliche und tierische Fette an Bedeutung (vgl. Mensink G. et al. 2007, S. 100).

3.2.3 Kohlenhydrate und Ballaststoffe

Die Kohlenhydratzufuhr liegt bei allen Altersgruppen über der empfohlenen Höhe von 50 Energieprozent an der Gesamtenergiezufuhr. In fast allen Gruppen werden im Vergleich mehr Mono- und Disaccharide als Polysaccharide verzehrt (siehe Anhang 1 Tabellen 28 bis 31) (vgl. Mensink G. et al. 2007, S. 42).

Die bedeutendsten Lebensmittel für die Kohlenhydratzufuhr stellen Brot, Süßwaren und Säfte dar (vgl. Mensink G. et al. 2007, S. 102).

Die empfohlene Zufuhr an Ballaststoffen wird von über der Hälfte der Mädchen und Jungen nicht erreicht (siehe Anhang 1 Tabellen 28 bis 31und Anhang 2 Abbildungen 2 bis 5) (vgl. Mensink G. et al. 2007, S. 42).

Brot stellt hierbei die mit Abstand bedeutendste Lebensmittelgruppe für die Zufuhr von Ballaststoffen dar. Dahinter folgen Obst und Gemüse in nennenswerten Verzehrgrößen (vgl. Mensink G. et al. 2007, S. 103).

3.3 Fettlösliche Vitamine

3.3.1 Vitamin D (Calciferole)

Die Zufuhr von Vitamin D durch Lebensmittel liegt im Mittel bei Jungen und bei Mädchen deutlich unter den Referenzwerten (siehe Anhang 2 Abbildungen 2 bis 5). Eindeutige Unterschiede bei der

Aufnahme lassen sich weder mit steigendem Alter noch zwischen den Geschlechtern erkennen (siehe Anhang 1 Tabellen 28 bis 31) (vgl. Mensink G. et al. 2007, S. 43).

3.3.2 Vitamin E (Tocopherole)

Bei der Studie ergaben sich bei den 6- bis 11-jährigen Kindern Zufuhrmengen, die unterhalt der Referenzwerte liegen (siehe Anhang 1 Tabellen 28 bis 31). Ab einem Alter von 12 Jahren liegen die Mittelwerte über den D-A-CH-Referenzwerten (siehe Anhang 2 Abbildungen 2 bis 5). Ab diesem Alter sind darüber hinaus Unterschiedliche Zufuhrmengen zwischen Mädchen und Jungen erkennbar (siehe Anhang 1 Tabellen 28 bis 31). Die Zufuhrmengen der Jungen liegen über denen der Mädchen (vgl. Mensink G. et al. 2007, S. 43f.).

3.4 Wasserlösliche Vitamine

3.4.1 Vitamin C

Die mittleren Zufuhrmengen liegen bei Schulkindern oberhalb der Empfehlungen (siehe Anhang 2 Abbildungen 2 bis 5). Mit zunehmendem Alter der Kinder steigt auch die Vitamin C-Zufuhr (siehe Anhang 1 Tabellen 28 bis 31) (vgl. Mensink G. et al. 2007, S. 43).

3.5 Wasser

Die Wasserzufuhr liegt bei den jüngeren Schulkindern etwas unterhalb der Referenzwerte. Es ist zu erkennen, dass über alle Gruppen hinweg Mädchen weniger Wasser aufnehmen als gleichalterige Jungen. Außerdem ist eine Zunahme der Wasserzufuhr mit steigendem Alter zu beobachten (siehe Anhang 1 Tabellen 28 bis 31) (vgl. Mensink G. et al. 2007, S. 42).

3.6 Mengenelemente

3.6.1 Calcium

Bei den Mädchen im Alter von 7 bis 11 Jahren liegt die Calcium-Zufuhr unterhalb der Referenzwerte (siehe Anhang Abbildungen 2 bis 5). Bei Jungen liegt lediglich im Alter von 10 bis 11 Jahren eine zu geringe Zufuhr vor. Bei beiden Geschlechtern ist zu erkennen, dass ab einem Alter von 12 Jahren eher eine Überversorgung vorliegt (vgl. Mensink G. et al. 2007, S. 46).

3.6.2 Magnesium

Die mittlere Zufuhrmenge von Magnesium liegt bei allen Altersgruppen über den D-A-CH-Referenzwerten (siehe Anhang 2 Abbildungen 2 bis 5). Die Zufuhr steigt mit dem Alter an und ist bei Mädchen geringer als bei Jungen (vgl. Mensink G. et al. 2007, S. 46).

3.7 Spurenelemente

3.7.1 Eisen

Entsprechend der Mittelwerte der Eisen-Zufuhr werden die empfohlenen Zufuhrmengen von den 6- bis 9-jährigen erreicht. Im Alter von 10 bis 11 Jahren ist die Zufuhr nicht ausreichend. Vor allem bei den Mädchen ab 12 Jahren ist eine große Differenz zu den Empfehlungen erkennbar (siehe Anhang 2 Abbildungen 2 bis 5). Die Jungen überschreiten in diesem Alter die Referenzwerte (siehe Anhang 1 Tabellen 28 bis 31) (vgl. Mensink G. et al. 2007, S. 47).

4. Kritische Nährstoffe und gesundheitliche Folgen

Ernährungsbedingte Gesundheitsprobleme, wie Adipositas oder Karies und Krankheiten im späteren Leben (Diabetes, Erkrankungen des Herz-Kreislauf-Systems oder Krebs) können durch eine bewusste und gesunde Ernährung in der Kindheit verringert werden (vgl. WHO Europa 2011). Laut Nach Scheck (2017, S. 210) sind vor allem Vitamin D, Folsäure, Eisen, Fett, KH als kritisch einzustufen.

4.1 Vitamin D

Ein Vitamin D-Mangel ist vor allem im Kindesalter problematisch. Bei einer Hypovitaminose kann es zum Krankheitsbild der Rachitis kommen. Störungen des Phosphatstoffwechsels und der Calciumhomöostase sind weitere mögliche Mangelsymptome. Als andere Krankheitssymptome sind erhöhte Infektanfälligkeit, verminderter Muskeltonus und herabgesetzte Muskelkraft zu nennen (vgl. Schek A. 2017, S. 118).

4.2 Folsäure

Bei einem Folsäure-Mangel sind vor allem Bereiche wie das Nervensystem, die Lymphe oder das Wachstum negativ betroffen. Es kann zu einer gestörten Zellteilung im Knochenmark, einer verringerten Antikörperbildung und dadurch zu einer Immunschwäche oder zu einer verminderten Blutzellenbildung und einer daraus resultierenden Gerinnungsstörung kommen (vgl. Schek A. 2017, S. 143).

4.3 Eisen

Bei einer mangelnden Eisen-Zufuhr kann es zu einer verminderten Bildung und Entwicklung von Erythrozyten kommen. Symptome für eine Unterversorgung können unter anderem gesteigerte Infektanfälligkeit, Wachstumsstörungen oder Appetitlosigkeit sein (vgl. Schek A. 2017, S. 179).

4.4 Fett

Der Anteil von Fett in Bezug auf die Gesamtenergiezufuhr entspricht bei Schulkindern den Empfehlungen. Allerdings ist in allen Altersgruppen die Fettsäurezusammensetzung nicht optimal. Die Zufuhr von gesättigten Fettsäuren ist zu reichlich und ungesättigte Fettsäuren werden in zu geringen Mengen aufgenommen. Die ansteigende Zahl der an Adipositas leidenden Kindern ist ein Ergebnis dieses Ungleichgewichts (vgl. Mensink G. et al. 2007, S.83).

4.5 Kohlenhydrate

Die aus ernährungsphysiologischer Sicht günstigen Polysaccharide werden im Vergleich zu den Mono- und Disacchariden in einem geringeren Maße konsumiert. Durch die erkennbare steigende Zufuhr von zuckergesüßten Getränken steigt sowohl das Risiko für Diabetes-Typ-2 als auch für

Adipositas. Durch eine zuckerhaltige Ernährung sind Schulkinder darüber hinaus auch anfälliger für Karies (vgl. Schek A. 2017, S. 78).

5. Spezielle Kinderlebensmittel

Die Anzahl, der auf dem deutschen Markt angebotenen Kinderlebensmittel wird immer größer. Mit auffälliger Gestaltung der Verpackung, Beigabe von Sammelfiguren oder Comics versuchen Hersteller ihre Produkte für ihre jungen Kunden ansprechender zu gestalten. Der Begriff „Kinderlebensmittel" ist nicht gesetzlich geschützt. Das Forschungsinstitut für Kinderernährung Dortmund (FKE) hat zur methodischen Abgrenzung eine Definition aufgestellt. Gemäß dieser kann von einem Kinderlebensmittel gesprochen werden, wenn mindestens eines der folgenden Kriterien erfüllt wird:

- Verwendung des Begriffs „Kinder" oder „Kids" in der Bezeichnung

- Auffällige Gestaltung der Verpackung

- Das Lebensmittel ist speziell geformt, z. B. als Tierform

- Das Lebensmittel beinhaltet Beigaben, z. B. Spielzeug

- Der Hersteller richtet seine Werbung bzw. Internetauftritte speziell an Kinder
(Düren / Kersting 2003, S. 16).

Auf dem Markt sind Kinderjoghurt und -quark, Frühstückscerealien, aber auch Nudelgerichte und Tütensuppen als Kinderlebensmittel in vielen Supermarktregalen zu finden. Auch wenn die angebotenen Produkte sehr verschieden sind, so haben die meisten von ihnen eines gemeinsam, sie enthalten reichlich Fett, Zucker und Zusatzstoffe. Die Kombination aus geschicktem Marketing und der vorwiegend ungesunden Zusammensetzung der Lebensmittel hat Auswirkungen auf das Esskonsumverhalten von Kindern und deren Gesundheit (vgl. Verbraucherzentrale.de 2020).

5.1 Einfluss auf das Esskonsumverhalten von Kindern

Das Esskonsumverhalten von Kindern wird durch Kinderlebensmittel beeinflusst. Sowohl Kinder als auch deren Eltern werden durch gezielte Werbung für die Kinderlebensmittel zum Kauf animiert. Die Werbung hat zur Folge, dass viele Eltern bevorzugt zu Kinderlebensmitteln greifen, ohne sich über die Inhaltsstoffe oder die Nährstoffzusammensetzung Gedanken zu machen. Auch das Essverhalten der Kinder wird dadurch beeinflusst. Da fast 50% der Kinderlebensmittel aus der Produktgruppe Süßigkeiten und Gebäck stammen werden diese Produkte auch von Kindern bevorzugt konsumiert (vgl. Düren / Kersting 2003, S. 17).

5.2 Problematik der Kinderlebensmittel

Die Problematik der Kinderlebensmittel, vor allem in Bezug auf übergewichtige Kinder, ergibt sich daraus, dass fast die Hälfte aller Kinderlebensmittel aus zucker- und fetthaltigen Lebensmittelgruppen stammen. Ein zusätzliches Problem in dieser Produktgruppe ist, dass bei vielen Produkten die

Deklaration des Zuckergehaltes fehlt. Für Eltern ist es schwierig zu beurteilen, welche Produkte die geduldete Menge überschreiten (vgl. Düren / Kersting 2003, S. 17).

Laut foodwatch fallen etwa 79% der Kinderlebensmittel zumindest teilweise in die rote Kategorie der BZfE-Ernährungspyramide (siehe Anhang 2 Abbildung 6). Mit den von der Industrie vermarkteten Kinderlebensmittel ist es praktisch unmöglich eine ausgewogene Ernährung zusammenzustellen. Ernährungsphysiologisch entspricht das angebotene Sortiment dem Gegenteil, was für eine ausgewogene Ernährung empfohlen wird (vgl. foodwatch e. v. (Hrsg.) 2012).

Auch der Fettgehalt der Kinderlebensmittel ist als problematisch einzustufen. Laut der optimierten Mischkost soll die Energie zu etwa 33% aus Fetten stammen (Alexy / Clausen / Kersting 2008, S. 169f.). Kinderlebensmittel decken zum Teil ein Drittel bzw. die Hälfte des Tagesbedarfs an Fett. Zusätzlich sind überwiegend ungesättigte Fette enthalten (vgl. Kamensky, J. 2018).

Laut VIS Bayern benötigen Kinder keine Kinderlebensmittel. Denn diese bringen keinen zusätzlichen Nutzen. Darüber hinaus stellen sie keine gleichwertige Alternative für herkömmliche Lebensmittel dar. Eine abwechslungsreiche und ausgewogene Ernährung ist ausreichend, damit Kinder gesund bleiben und groß werden (vgl. Kamensky, J. 2018).

5.3 Der Einfluss von Werbung

Werbung kann die Kaufentscheidungen maßgeblich beeinflussen. Werbung und Produktdesign werden von den Produzenten eingesetzt, um den Endverbraucher auf ein Produkt aufmerksam zu machen und so zum Kauf zu animieren. Aber auch negative Erfahrungsberichte können als Werbung angesehen werden. Diese Art von Werbung hat zur Folge, dass Konsumenten ein Produkt eher meiden.

Negative Werbung wird vor allem durch Vereine wie Foodwatch oder die Verbraucherschutzzentrale veröffentlicht. So wollen beide den Verbraucher schützen und vor gesundheitlich bedenklichen Lebensmitteln warnen (vgl. foodwatch e. v. o. J. und Verbraucherzentrale o. J.). Beide Vereine weisen darauf hin, dass Kinderlebensmittel einen negativen Einfluss auf die Gesundheit der Kinder haben (vgl. foodwatch e. v. 2012 und Verbraucherzentrale 2020). Durch Recherche im Internet ist es Eltern möglich, sich über negative Auswirkungen der Lebensmittel zu informieren. Ihnen obliegt die Erziehung der Kinder, da diese sich von Werbung stark beeinflussen lassen. Wird negative Werbung von Eltern konsumiert, so trägt diese meist dazu bei, dass die Produkte weniger gekauft werden.

Mit geschicktem Marketing und Werbung machen Unternehmen auf ihre Kinderlebensmittel aufmerksam und bewerben diese positiv. Den Eltern versprechen die Werber beispielsweise, dass ihre Produkte gesund seien. So Werben Konzerne mit einer positiven Unterstützung des Konchenaufbaus geworben, oder es wird darauf aufmerksam gemacht, dass das Produkt wertvolle Vitamine enthält. Durch die bunte Gestaltung der Verpackung oder die Beigabe von Spielzeugen wird die Aufmerksamkeit der Kinder für ein Produkt gewonnen und sie werden zum Kaufen motiviert. Eigens für ein Produkt komponierte Lieder mit eingängiger Melodie lenken die Kaufentscheidungen zusätzlich (vgl. Verbraucherzentrale.de 2020). Kinder lassen sich von Werbung sehr stark beeinflussen. Die Fähigkeit Werbung von Fernsehprogrammen zu unterscheiden entwickelt sich meist erst zwischen sechs und acht Jahren. Zu einer distanzierten Betrachtung von Werbung sind Kinder erst zwischen dem 10. und 12. Lebensjahr in der Lage. Die Beeinflussbarkeit von Kindern und die Manipulation von Eltern durch Werbeversprechen bewirken, dass beide Altersgruppen zum Kauf der Lebensmittel animiert werden. Die daraus resultierende Folge ist, dass immer mehr Kinder die zumeist ungesunden Kinderlebensmittel konsumieren und somit oftmals zu Übergewicht neigen (vgl. Düren / Kersting 2003, S. 21).

6. Schluss

Der Vergleich der aktuellen Ernährungslage mit den Referenzwerten zeigt, dass es in einigen Bereichen der Ernährung von Schulkindern Verbesserungsbedarf besteht. Um ein Ernährungsverhalten zu erreichen, dass den Empfehlungen näher kommt ist auf eine höhere Flüssigkeitszufuhr einen gesteigerten Verzehr an Vollkornprodukten und einem verminderten Konsum von Süßwaren und gesüßten Getränken zu achten Darüber hinaus ist, um das Fettsäuremuster zu verbessern, ein höherer Verzehr an Rapsöl empfehlenswert (vgl. Alexy U. / Clausen K. / Kersting M. 2008, S. 174).

Das 2007 gegründete EU-Pledge ist ein erster Schritt Kinder vor geschicktem und strategischem Marketing zu schützen. An der freiwilligen Selbstbeschränkung beteiligen sich 23 der führenden Lebensmittel- und Getränkeunternehmen. In den Jahren 2012 und 2014 sind die Beschränkungen um weitere Punkte ergänzt worden (vgl. EU Pledge (Hrsg.) 2020). Für Kritiker sind die Maßnahmen, die durch das EU-Pledge getroffen werden, weiterhin nicht ausreichend. Außerdem kritisieren sie, dass es sich lediglich um freiwillige Beschränkungen handelt und ein Verstoß folglich nicht mit Strafen gefahndet wird. Foodwatch fordert aus diesem Grund schon seit einiger Zeit, dass die Politik in diesem Bereich tätig werden muss und Gesetzte gegen das Marketing für ungesunde Lebensmittel verabschiedet werden müssen (vgl. foodwatch (Hrsg.) 2015).

Die Anzahl der Kinder, die eine Ganztagsschule besuchen nimmt immer weiter zu. Die Ganztagsschulen sind dazu verpflichtet, den Kindern ein Mittagessen zur Verfügung zu stellen. Die Organisation und Aufgabe der Verpflegung der Schüler wird von vielen Schulträgern als reine Organisatorische Frage bewertet. Die Qualität des Essens wird dabei oftmals nicht berücksichtigt (vgl. Heide, K. et al. 2019, S. M330). Aus diesem Grund ist es wichtig, dass das Essensangebot an die Bedürfnisse der Schüler und Schülerinnen angepasst wird. Denn für die Ernährungsbildung ist nach der Familie die Schule der wichtigste Ort (vgl. Jansen, C. et al. 2020, S. M40 – M47).

Um eine gesunde Ernährung von Schulkindern gewährleisten zu können sind bereits erste Schritte vorgenommen worden. Allerdings müssen weitere politische Rahmenbedingungen für Unternehmen und Schulen aufgestellt werden, damit das Risiko für Übergewicht und Adipositas im Kindesalter reduziert werden kann.

II. Anhangsverzeichnis

12

III. Anhänge und Materialien

Anhang 1: Tabellen

Tabelle 1: Referenzmaße von Körpergröße und Körpergewicht für Schulkinder

Alter [Jahre]	Körpergröße [cm]		Körpergewicht [kg]	
	m	w	m	w
7 bis unter 10	133,6	132,4	29,3	28,7
10 bis unter 13	149,4	151,0	41,0	42,1
13 bis unter 15	166,9	162,7	55,5	54,0

Quelle: In Anlehnung an DGE / ÖGE / SGE 2015, Energie S. 7.

Tabelle 2: Ruheenergieverbrauch und Richtwerte für die Energiezufuhr für Schulkinder (gerundet)

Alter [Jahre]	Ruheenergieverbrauch	Richtwerte für die Energiezufuhr			
	[kcal/Tag]	PAL 1,4 [kcal/Tag]	PAL 1,6 [kcal/Tag]	PAL 1,8 [kcal/Tag]	PAL 2,0 [kcal/Tag]
Jungen					
7 bis unter 10	1 170	1 700	1 900	2 100	-
10 bis unter 13	1 340	1 900	2 200	2 400	2 700
13 bis unter 15	1 610	2 300	2 600	2 900	3 200
Mädchen					
7 bis unter 10	1 080	1 500	1 800	2 000	-
10 bis unter 13	1 230	1 700	2 000	2 200	2 500
13 bis unter 15	1 380	1 900	2 200	2 500	2 800

Quelle: In Anlehnung an DGE / ÖGE / SGE 2015, Energie S. 10.

Tabelle 3: Empfohlene Zufuhr von Protein für Schulkinder

Alter [Jahre]	[g/kg Körpergewicht/Tag]		[g/Tag]	
	m	w	m	w
7 bis unter 10	0,9		26	
10 bis unter 13	0,9	0,9	37	38
13 bis unter 15	0,9	0,9	50	49

Quelle: In Anlehnung an DGE / ÖGE / SGE 2017, Protein und unentbehrliche Aminosäuren S. 1.

Tabelle 4: Durchschnittlicher Bedarf an unentbehrlichen Aminosäuren für Schulkinder
[mg/kg Körpergewicht/Tag]

Aminosäure	3 – 10 Jahre	11 – 14 Jahre
Histidin	12	12
Isoleucin	22	22
Leucin	44	44
Lysin	35	35
Methionin + Cystein	17	17
Phenylalanin + Tyrosin	30	30
Threonin	18	18
Tryptophan	4,8	4,8
Valin	29	29

Quelle: In Anlehnung an DGE / ÖGE / SGE, Protein und unentbehrliche Aminosäuren S. 1.

Tabelle 5: Empfohlene Zufuhr von Vitamin A für Schulkinder

Alter [Jahre]	[mg-Äquivalent/Tag]	
	m	w
7 bis unter 10	0,8	
10 bis unter 13	0,9	
13 bis unter 15	1,1	1,0

1 mg Retinol-Äquivalent = 1 mg Retinol

Quelle: In Anlehnung an DGE / ÖGE / SGE, Vitamin A (Retinol), β-Carotin S. 1.

Tabelle 6: Schätzwerte für eine angemessene Zufuhr von Vitamin K bei Schulkindern

Alter [Jahre]	[mg-Äquivalent/Tag]	
	m	w
7 bis unter 10	30	
10 bis unter 13	40	
13 bis unter 15	50	

Quelle: In Anlehnung an DGE / ÖGE / SGE, Vitamin K S. 1

Tabelle 7: Schätzwerte für eine angemessene Zufuhr von Vitamin E bei Schulkindern

Alter [Jahre]	[mg-Äquivalent/Tag]	
	m	w
7 bis unter 10	10	9
10 bis unter 13	13	11
13 bis unter 15	14	12

Quelle: In Anlehnung an DGE / ÖGE / SGE 2015, Vitamin E (Tocopherole) S. 1.

Tabelle 8: Empfohlene Zufuhr von Thiamin für Schulkinder

Alter [Jahre]	[mg/Tag]	
	m	w
7 bis unter 10	0,9	0,8
10 bis unter 13	1,0	0,9
13 bis unter 15	1,2	1,0

Quelle: In Anlehnung an DGE / ÖGE / SGE 2015, Thiamin (Vitamin B$_1$) S. 1.

Tabelle 9: Empfohlene Zufuhr von Riboflavin für Schulkinder

Alter [Jahre]	[mg/Tag]	
	m	w
7 bis unter 10	1,0	0,9
10 bis unter 13	1,1	1,0
13 bis unter 15	1,4	1,1

Quelle: In Anlehnung an DGE / ÖGE / SGE 2015, Riboflavin (Vitamin B$_2$) S. 1.

Tabelle 10: Empfohlene Zufuhr von Niacin für Schulkinder

Alter [Jahre]	[mg-Äquivalent/Tag]	
	m	w
7 bis unter 10	11	10
10 bis unter 13	13	11
13 bis unter 15	15	13

1 mg Niacin Äquivalent = 1 mg Niacin = 60 mg Tryptophan

Quelle: In Anlehnung an DGE / ÖGE / SGE 2015, Niacin S. 1.

Tabelle 11: Empfohlene Zufuhr von Vitamin B6 für Schulkinder

Alter [Jahre]	[mg /Tag]	
	m	w
7 bis unter 10	1,0	
10 bis unter 13	1,2	
13 bis unter 15	1,5	1,4

Quelle: In Anlehnung an DGE / ÖGE / SGE 2015, Vitamin B6 S. 1.

Tabelle 12: Schätzwerte für eine angemessene Zufuhr von Biotin für Schulkinder

Alter [Jahre]	[µg/Tag]
7 bis unter 10	15 – 20
10 bis unter 13	20 – 30
13 bis unter 15	25 – 35

Quelle: In Anlehnung an DGE / ÖGE / SGE 2015, Biotin S. 1.

Tabelle 13: Schätzwerte für eine angemessene Zufuhr von Vitamin B12 für Schulkinder

Alter [Jahre]	[µg/Tag]
7 bis unter 10	2,5
10 bis unter 13	3,5
13 bis unter 15	4,0

Quelle: In Anlehnung an DGE / ÖGE / SGE 2015, Vitamin B12 (Cobalamine) S. 1.

Tabelle 14: Schätzwerte für eine angemessene Zufuhr von Pantothensäure für Schulkinder

Alter [Jahre]	[mg/Tag]
7 bis unter 10	5
10 bis unter 13	5
13 bis unter 15	6

Quelle: In Anlehnung an DGE / ÖGE / SGE 2015, Pantothensäure S. 1.

Tabelle 15: Empfohlene Zufuhr von Folat für Schulkinder

Alter [Jahre]	[µg-Äquivalent/Tag]
7 bis unter 10	180
10 bis unter 13	240
13 bis unter 15	300

Quelle: In Anlehnung an DGE / ÖGE / SGE 2018, Folat S. 1.

Tabelle 16: Richtwerte für die Zufuhr von Wasser für Schulkinder

Alter [Jahre]	Wasserzufuhr durch		Oxidationswasser	Gesamtwasserzufuhr	Wasserzufuhr durch Getränke und feste Nahrung
	Getränke	Feste Nahrung			
	[ml/Tag]	[ml/Tag]	[ml/Tag]	[ml/Tag]	[ml/kg und Tag]
7 bis unter 10	970	600	230	1 800	60
10 bis unter 13	1 170	710	270	2 150	50
13 bis unter 15	1 330	810	310	2 450	40

Quelle: In Anlehnung an DGE / ÖGE / SGE 2015, Wasser S. 3.

Tabelle 17: Schätzwerte für eine angemessene Zufuhr von Natrium für Schulkinder

Alter [Jahre]	[mg/Tag]
7 bis unter 10	750
10 bis unter 13	1 100
13 bis unter 15	1 400

Quelle: In Anlehnung an DGE / ÖGE / SGE 2016, Natrium S. 1.

Tabelle 18: Schätzwerte für eine angemessene Zufuhr von Chlorid für Schulkinder

Alter [Jahre]	[mg/Tag]
7 bis unter 10	1 150
10 bis unter 13	1 700
13 bis unter 15	2 150

Quelle: In Anlehnung an DGE / ÖGE / SGE 2016, Chlorid S. 1.

Tabelle 19: Schätzwerte für eine angemessene Zufuhr von Kalium für Schulkinder

Alter [Jahre]	[mg/Tag]
7 bis unter 10	2 000
10 bis unter 13	2 900
13 bis unter 15	3 600

Quelle: In Anlehnung an DGE / ÖGE / SGE 2016, Kalium S. 1.

Tabelle 20: Empfohlene Zufuhr von Phosphor für Schulkinder

Alter [Jahre]	[mg/Tag]
7 bis unter 10	800
10 bis unter 13	1 250
13 bis unter 15	1 250

Quelle: In Anlehnung an DGE / ÖGE / SGE 2015, Phosphor S. 1.

Tabelle 21: Empfohlene Zufuhr von Magnesium für Schulkinder

Alter [Jahre]	[mg/Tag]	
	m	w
7 bis unter 10	170	
10 bis unter 13	230	250
13 bis unter 15	310	310

Quelle: In Anlehnung an DGE / ÖGE / SGE 2015, Magnesium S. 1.

Tabelle 22: Empfohlene Zufuhr von Jod nach DGE für Schulkinder

Alter [Jahre]	[µg/Tag]
7 bis unter 10	140
10 bis unter 13	180
13 bis unter 15	200

Quelle: In Anlehnung an DGE / ÖGE / SGE 2015, Jod S. 1.

Tabelle 23: Richtwerte Fluoridgesamtzufuhr für Schulkinder

Alter [Jahre]	[µg/Tag]	
	m	w
7 bis unter 10	1,1	
10 bis unter 13	2,0	
13 bis unter 15	3,2	2,9

Quelle: In Anlehnung an DGE / ÖGE / SGE 2015, Fluorid S. 1.

Tabelle 24: Empfohlene Zufuhr von Zink für Schulkinder

Alter [Jahre]	[mg/Tag]	
	m	w
7 bis unter 10	6	
10 bis unter 13	9	8
13 bis unter 15	12	10

Quelle: In Anlehnung an DGE / ÖGE / SGE 2019, Zink S. 1.

Tabelle 25: Schätzwerte für eine angemessene Zufuhr von Selen für Schulkinder

Alter [Jahre]	[µg/Tag]
7 bis unter 10	30
10 bis unter 13	45
13 bis unter 15	60

Quelle: In Anlehnung an DGE / ÖGE / SGE 2015, Selen S. 1.

Tabelle 26: Schätzwerte für eine angemessene Zufuhr von Kupfer, Mangan, Chrom, Molybdän für Schulkinder

Alter [Jahre]	Kupfer [mg/Tag]	Mangan [mg/Tag]	Chrom [mg/Tag]	Molybdän [mg/Tag]
7 bis unter 10	1,0 – 1,5	2,0- - 3,0	20 – 100	40 – 80
10 bis unter 15	1,0 – 1,5	2,0 – 5,0	20 - 100	50 - 100

Quelle: In Anlehnung an DGE / ÖGE / SGE, 2015 Kupfer, Mangan, Chrom, Molybdän S. 1.

Tabelle 27: Empfohlene Zufuhr von Eisen für Schulkinder

Alter [Jahre]	[mg/Tag]	
	m	w
7 bis unter 10	10	
10 bis unter 13	12	15
13 bis unter 15	12	15

Quelle: In Anlehnung an DGE / ÖGE / SGE 2015, Eisen S. 1.

Tabelle 28: Nährstoffzufuhr pro Tag für 6- bis 11-jährige Jungen, Mittelwerte und Standardabweichungen

	6 Jahre		7 - 9 Jahre		10 - 11 Jahre	
	MW	*Std*	*MW*	*Std*	*MW*	*Std*
Energie [kcal]	1 711,5	331,5	1 866,9	371,3	1 908,2	436,1
Fett [g]	63,6	18,3	68,9	19,3	69,6	21,7
Fett [Energie%]	32,6	6,1	32,4	5,5	32,1	5,8
gesättigte FS [g]	27,0	9,1	29,3	9,1	29,7	9,8
polyungesättigte FS [g]	8,4	3,3	9,2	3,7	9,1	3,6
einfach ungesättigte FS [g]	22,0	6,8	24,2	7,5	24,5	8,1
Protein [g]	55,3	10,8	62,0	14,0	64,4	16,2
Protein [Energie%]	13,3	1,9	13,5	2,1	13,8	2,3
Kohlenhydrate [g]	224,7	50,7	244,6	54,8	250,3	64,3
Kohlenhydrate [Energie%]	53,3	6,2	53,2	6,1	53,2	6,4
Mono-/Disaccharide [g]	121,3	40,0	126,5	41,0	123,0	41,9
Polysaccharide [g]	101,2	29,3	118,6	34,3	125,1	44,4
Ballaststoffe [g]	15,7	4,1	17,5	5,3	17,9	6,0
Wasser [l]	1,5	0,4	1,7	0,4	1,7	0,5
Natrium [g]	1,8	0,6	2,2	0,6	2,3	0,8
Kalium [g]	2,3	0,6	2,4	0,6	2,3	0,6
Calcium [mg]	852,8	248,2	914,1	297,4	944,1	320,9
Magnesium [mg]	264,5	66,5	298,4	77,4	295,7	80,2
Phosphor [mg]	1 013,3	226,0	1 090,9	279,0	1 133,2	284,7
Eisen [mg]	10,0	2,9	11,4	3,1	11,7	3,6
Zink [mg]	7,7	1,6	8,7	2,2	9,0	2,3
Jod [µg]	77,1	27,9	84,3	29,1	88,9	35,0

	6 Jahre		7 - 9 Jahre		10 - 11 Jahre	
	MW	Std	MW	Std	MW	Std
Vitamin A RÄ [mg]	0,8	0,5	1,0	0,6	1,0	0,5
Vitamin C [mg]	90,6	44,5	109,8	60,3	118,7	107,6
Vitamin D [µg]	1,8	1,9	1,8	2,0	2,3	2,5
Vitamin E [mg]	9,8	4,7	10,6	4,6	10,7	5,2
Vitamin K [µg]	173,1	66,7	199,0	90,9	193,4	64,9
Thiamin [mg]	1,2	0,5	1,4	0,6	1,4	0,6
Riboflavin [mg]	1,6	0,5	1,6	0,7	1,7	0,7
Niacin NÄ [mg]	20,4	5,2	23,4	6,8	23,8	7,7
Pyridoxin [mg]	1,6	0,6	1,8	0,8	1,8	0,9
Biotin [µg]	44,1	27,2	48,2	38,2	50,4	40,7
Folat FÄ [µg]	212,8	91,0	229,1	108,3	232,7	115,9
Vitamin B12 [µg]	3,6	1,4	4,2	1,7	4,4	1,9

Quelle: In Anlehnung an Mensink G. et al. 2007, S. 93.

Tabelle 29: Nährstoffzufuhr pro Tag für 6- bis 11-jährige Mädchen, Mittelwerte und Standardabweichungen

	6 Jahre		7 – 9 Jahre		10 – 11 Jahre	
	MW	Std	MW	Std	MW	Std
Energie [kcal]	1 510,7	319,9	1 663,0	332,8	1 807,5	393,5
Fett [g]	55,5	15,5	59,1	16,6	67,1	21,6
Fett [Energie%]	32,2	4,6	31,3	5,8	32,3	6,3
gesättigte FS [g]	23,9	7,1	25,7	7,8	28,2	9,3
polyungesättigte FS [g]	7,7	3,9	7,8	3,3	9,2	4,0
einfach ungesättigte FS [g]	19,1	5,6	20,4	6,6	24,0	8,5
Protein [g]	50,6	12,4	55,5	14,9	60,7	15,3
Protein [Energie%]	13,6	2,0	13,6	2,7	13,7	2,4
Kohlenhydrate [g]	197,6	42,5	222,1	52,9	235,0	56,0
Kohlenhydrate [Energie%]	53,3	5,2	54,2	6,7	53,1	7,2
Mono-/Disaccharide [g]	101,0	28,9	114,7	40,7	119,6	47,1
Polysaccharide [g]	94,0	30,6	106,6	29,4	112,7	29,2
Ballaststoffe [g]	15,8	4,7	16,8	5,4	17,7	5,5
Wasser [l]	1,4	0,3	1,5	0,4	1,7	0,5
Natrium [g]	1,7	0,5	1,9	0,6	2,2	0,7
Kalium [g]	2,0	0,5	2,2	0,7	2,3	0,7
Calcium [mg]	756,8	245,3	818,4	272,2	891,9	290,7
Magnesium [mg]	246,0	60,2	272,5	73,0	296,2	86,8
Phosphor [mg]	947,1	234,3	1 014,8	258,5	1 066,7	266,3
Eisen [mg]	8,8	2,2	10,2	2,8	10,8	2,7
Zink [mg]	7,3	1,9	7,8	1,9	8,4	2,2
Jod [µg]	70,3	23,4	78,0	31,0	84,9	35,9

	6 Jahre		7 - 9 Jahre		10 - 11 Jahre	
	MW	Std	MW	Std	MW	Std
Vitamin A RÄ [mg]	0,7	0,4	0,9	0,5	0,9	0,6
Vitamin C [mg]	90,8	50,9	108,3	69,2	111,0	61,1
Vitamin D [µg]	1,5	1,4	1,7	1,8	1,9	2,1
Vitamin E [mg]	8,5	3,0	9,4	4,0	10,8	5,2
Vitamin K [µg]	152,4	50,8	183,0	85,3	205,8	94,0
Thiamin [mg]	1,0	0,3	1,2	0,5	1,3	0,5
Riboflavin [mg]	1,3	0,4	1,4	0,6	1,5	0,6
Niacin NÄ [mg]	17,9	4,7	20,5	6,8	21,6	5,7
Pyridoxin [mg]	1,3	0,4	1,6	0,7	1,6	0,6
Biotin [µg]	37,5	19,2	45,7	34,7	46,7	40,1
Folat FÄ [µg]	175,0	65,3	211,8	87,8	218,5	86,1
Vitamin B12 [µg]	3,0	1,1	3,4	1,5	3,8	1,6

Quelle: In Anlehnung an Mensink G. et al. 2007, S. 94.

Tabelle 30: Nährstoffzufuhr pro Tag für 12- bis 14-jährige Jungen, Mittelwerte und Standardabweichungen

	12 Jahre		13-14 Jahre	
	MW	*Std*	*MW*	*Std*
Energie [kcal]	2 521,5	768,7	2 802,5	916,9
Fett [g]	96,9	35,9	107,3	42,7
Fett [Energie%]	33,7	5,2	33,5	5,5
gesättigte FS [g]	41,4	16,1	45,9	18,5
polyungesättigte FS [g]	14,1	6,7	15,5	9,1
einfach ungesättigte FS [g]	33,7	13,1	37,6	15,5
Protein [g]	82,5	29,1	94,0	33,9
Protein [Energie%]	13,3	1,9	13,7	2,3
Kohlenhydrate [g]	322,1	97,7	355,5	117,1
Kohlenhydrate [Energie%]	52,0	5,4	51,7	6,2
Mono-/Disaccharide [g]	167,0	71,8	187,6	83,1
Polysaccharide [g]	154,5	51,4	169,3	58,1
Ballaststoffe [g]	25,3	9,4	27,7	12,2
Wasser [l]	2,5	0,7	2,8	1,0
Natrium [g]	3,1	1,1	3,5	1,4
Kalium [g]	3,4	1,2	3,6	1,3
Calcium [mg]	1 280,3	451,4	1 380,6	553,9
Magnesium [mg]	442,5	139,0	502,8	203,9
Phosphor [mg]	1 457,9	465,5	1 615,1	577,5
Eisen [mg]	15,5	5,6	17,9	7,0
Zink [mg]	12,3	4,1	13,8	4,9
Jod [µg]	101,6	36,0	106,0	36,2

	12 Jahre		13-14 Jahre	
	MW	*Std*	*MW*	*Std*
Vitamin A RÄ [mg]	1,4	0,7	1,5	0,9
Vitamin C [mg]	172,4	101,5	197,4	135,4
Vitamin D [µg]	2,4	1,8	2,3	1,5
Vitamin E [mg]	17,1	9,6	18,2	11,4
Vitamin K [µg]	316,4	148,6	344,0	149,7
Thiamin [mg]	2,0	1,1	2,3	1,4
Riboflavin [mg]	2,3	1,3	2,6	1,6
Niacin NÄ [mg]	34,3	16,2	40,5	20,1
Pyridoxin [mg]	2,5	1,6	3,1	2,1
Biotin [µg]	84,2	85,9	104,9	105,4
Folat FÄ [µg]	328,3	183,2	380,0	259,4
Vitamin B12 [µg]	5,5	2,6	6,4	3,0

Quelle: In Anlehnung an Mensink G. et al. 2007, S. 97.

Tabelle 31: Nährstoffzufuhr pro Tag für 12- bis 14-jährige Mädchen, Mittelwerte und Standardabweichungen

	12 Jahre		13-14 Jahre	
	MW	Std	MW	Std
Energie [kcal]	2 221,6	762,5	2277,1	650,5
Fett [g]	83,6	33,4	85,4	30,2
Fett [Energie%]	33,1	6,2	32,9	5,8
gesättigte FS [g]	35,9	15,3	36,9	13,7
polyungesättigte FS [g]	12,4	6,0	12,3	5,1
einfach ungesättigte FS [g]	28,7	11,3	29,5	11,0
Protein [g]	70,4	23,7	73,0	21,7
Protein [Energie%]	13,1	1,9	13,1	2,2
Kohlenhydrate [g]	289,8	108,9	295,4	90,3
Kohlenhydrate [Energie%]	52,8	6,6	52,7	6,1
Mono-/Disaccharide [g]	154,5	86,0	160,3	70,9
Polysaccharide [g]	136,0	47,6	136,2	51,0
Ballaststoffe [g]	25,0	10,9	24,4	8,8
Wasser [l]	2,4	0,7	2,6	0,7
Natrium [g]	2,7	0,9	2,8	0,8
Kalium [g]	3,2	1,3	3,2	1,0
Calcium [mg]	1 171,5	450,5	1 237,5	412,5
Magnesium [mg]	411,9	147,1	429,3	121,1
Phosphor [mg]	1 290,8	466,1	1 323,5	428,6
Eisen [mg]	14,8	6,1	14,8	4,7
Zink [mg]	10,9	3,7	11,3	3,7
Jod [µg]	100,2	48,3	93,9	30,2

	12 Jahre		13-14 Jahre	
	MW	Std	MW	Std
Vitamin A RÄ [mg]	1,5	0,8	1,5	0,7
Vitamin C [mg]	222,3	242,8	201,3	131,9
Vitamin D [µg]	2,0	1,5	2,1	1,8
Vitamin E [mg]	18,1	14,9	16,1	9,4
Vitamin K [µg]	321,4	165,7	328,1	129,5
Thiamin [mg]	1,9	1,3	1,8	1,1
Riboflavin [mg]	2,3	1,6	2,1	1,3
Niacin NÄ [mg]	32,5	18,4	31,1	13,8
Pyridoxin [mg]	2,5	1,9	2,4	1,4
Biotin [µg]	92,7	109,2	83,2	82,9
Folat FÄ [µg]	360,0	233,5	326,3	164,3
Vitamin B12 [µg]	4,9	2,8	4,8	2,3

Quelle: In Anlehnung an Mensink G. et al. 2007, S. 98.

Feststellung des Energie- und Nährstoffbedarfs	Ableitung	Referenzwert	Erläuterungen
experimentell ermittelter, gesicherter durchschnittlicher Bedarf	Bedarf + 2 Standardabweichungen bzw. Variationskoeffizient von 10 – 15 %	*Empfohlene Zufuhr*	durchschnittliche tägliche Nährstoffzufuhr, die ausreicht, um den Bedarf nahezu aller gesunden Individuen einer definierten Personengruppe zu decken
durchschnittlicher Bedarf nicht mit ausreichender Genauigkeit bekannt	experimentell gestützter und / oder aus dem Verzehr adäquat ernährter Gesunder abgeleiteter Wert	*Schätzwerte*	Hinweis auf eine angemessene und gesundheitlich unbedenkliche Zufuhr
–	aus ernährungswissenschaftlicher Sicht wünschenswerte Bereiche oder Werte	*Richtwerte*	Bereiche oder Werte als Orientierungshilfen

Abbildung 1: Ableitung der Referenzwerte
Quelle: In Anlehnung an DGE / ÖGE / SGE, Einführung S. 2.

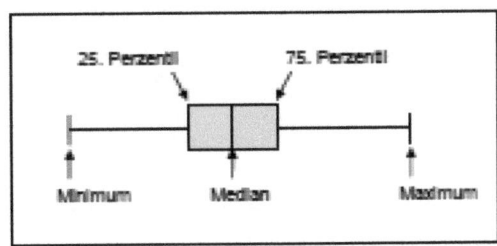

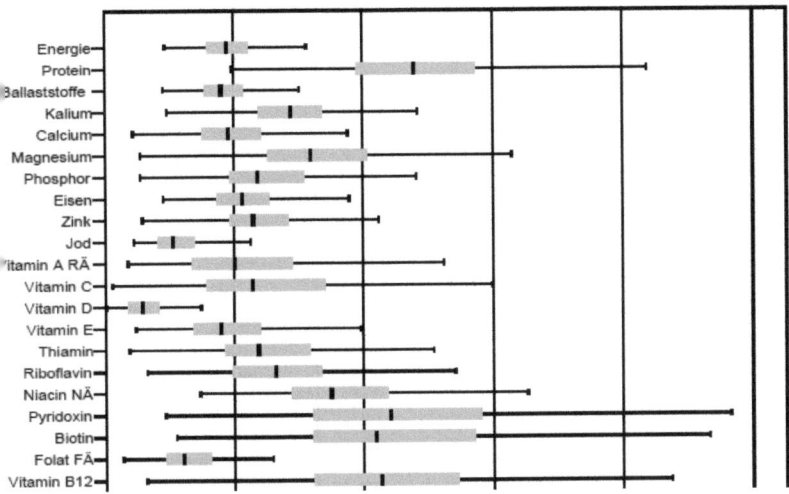

% des DACH-Referenzwertes

Abbildung 2: Nährstoffzufuhr im Vergleich zu den Referenzwerten, Jungen, Alter 6 bis 11 Jahre
Median, Interquartilbereich, Minimum und Maximum (ohne Ausreißer und Extremwerte)

Quelle: Mensink G. et al. 2007, S. 39.

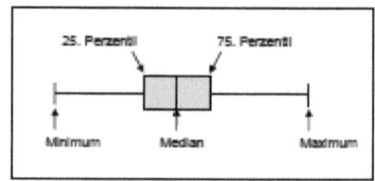

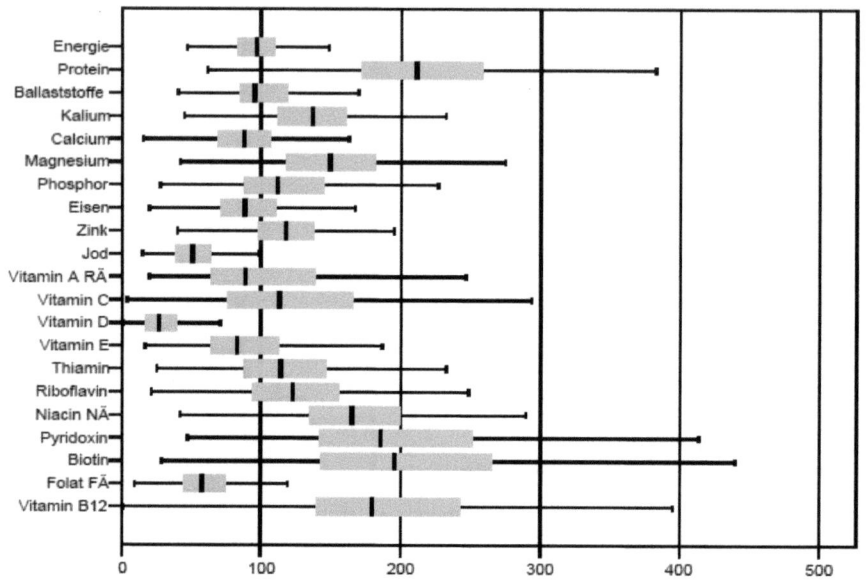

% des DACH-Referenzwertes

Abbildung 3: Nährstoffzufuhr im Vergleich zu den Referenzwerten, Mädchen, Alter 6 bis 11 Jahre
Median, Interquartilbereich, Minimum und Maximum (ohne Ausreißer und Extremwerte)

Quelle: Mensink G. et al. 2007, S. 39.

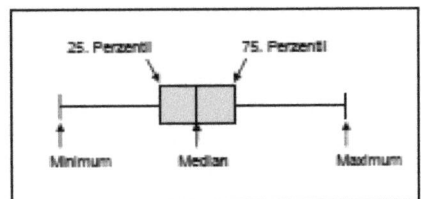

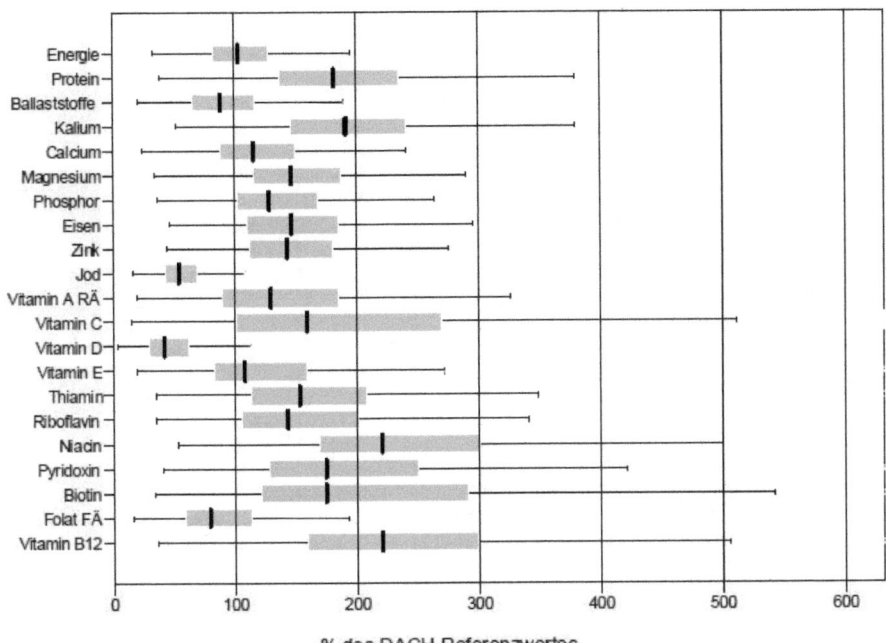

% des DACH-Referenzwertes

Abbildung 4: Nährstoffzufuhr im Vergleich zu den Referenzwerten, Jungen, Alter 12 bis 17 Jahre Median, Interquartilbereich, Minimum und Maximum (ohne Ausreißer und Extremwerte)

Quelle: Mensink G. et al. 2007, S. 40.

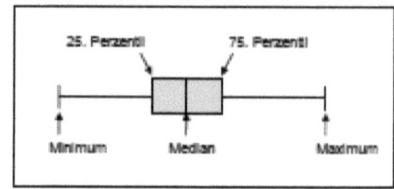

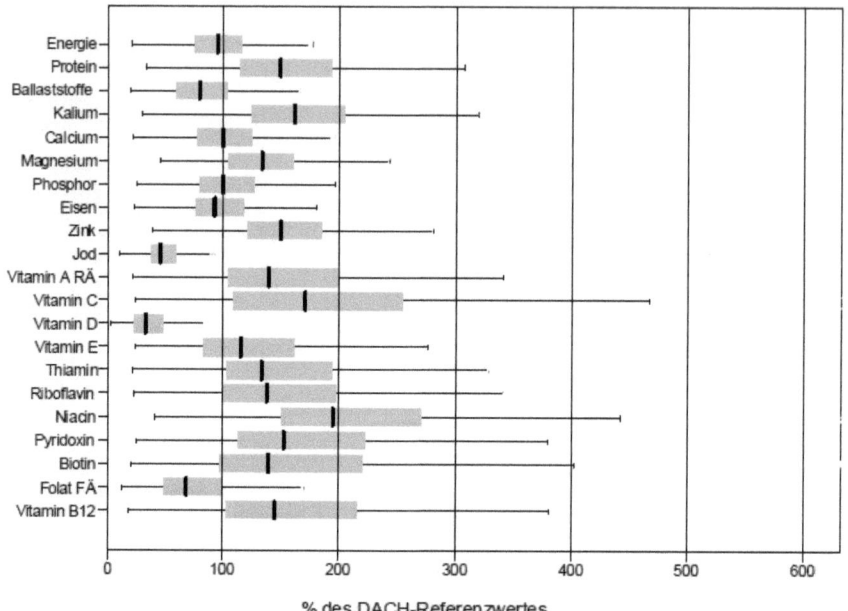

5: Nährstoffzufuhr im Vergleich zu den Referenzwerten, Mädchen, Alter 12 bis 17 Jahre
Median, Interquartilbereich, Minimum und Maximum (ohne Ausreißer und Extremwerte)

Quelle: Mensink G. et al. 2007, S. 40.

34

Anmerkung der Redaktion: Abbildung 6 wurde aus urheberrechtlichen Gründen entfernt.

Abbildung 6: Die BZfE-Ernährungspyramide

Quelle: In Anlehnung an BLE (Hrsg.) 2018, S. 4.

IV. Literaturverzeichnis

Alexy, U. / Clausen, K. / Kersting, M. (2008): *Die Ernährung gesunder Kinder und Jugendlicher nach dem Konzept der Optimierten Mischkost.* In: Ernährungs-Umschau, 55. Jahrgang., Heft 3, S. 168 – 177. (URL: https://www-ernaehrungs-umschau-de.pxz.iubh.de:8443/fileadmin/Ernaehrungs-Umschau/pdfs/pdf_2008/03_08/EU03_168_177.qxd.pdf [letzter Zugriff: 04.04.2020]).

Bundesanstalt für Landwirtschaft und Ernährung (Hrsg.) (2018): *Die Ernährungspyramide. Richtig essen lehren und lernen.* 6. Auflage, o. V.

Deutsche Gesellschaft für Ernährung / Österreichische Gesellschaft für Ernährung / Schweizerische Gesellschaft für Ernährung (Hrsg.) (2015): *Biotin.* In: Referenzwerte für die Nährstoffzufuhr. 2. Auflage, 1 Ausgabe, Bonn.

Deutsche Gesellschaft für Ernährung / Österreichische Gesellschaft für Ernährung / Schweizerische Gesellschaft für Ernährung (Hrsg.) (2015): *Calcium.* In: Referenzwerte für die Nährstoffzufuhr. 2. Auflage, 1 Ausgabe, Bonn.

Deutsche Gesellschaft für Ernährung / Österreichische Gesellschaft für Ernährung / Schweizerische Gesellschaft für Ernährung (Hrsg.) (2015): *Einführung.* In: Referenzwerte für die Nährstoffzufuhr. 2. Auflage, 1 Ausgabe, Bonn.

Deutsche Gesellschaft für Ernährung / Österreichische Gesellschaft für Ernährung / Schweizerische Gesellschaft für Ernährung (Hrsg.) (2015): *Eisen.* In: Referenzwerte für die Nährstoffzufuhr. 2. Auflage, 1 Ausgabe, Bonn.

Deutsche Gesellschaft für Ernährung / Österreichische Gesellschaft für Ernährung / Schweizerische Gesellschaft für Ernährung (Hrsg.) (2015): *Energie.* In: Referenzwerte für die Nährstoffzufuhr. 2. Auflage, 1 Ausgabe, Bonn.

Deutsche Gesellschaft für Ernährung / Österreichische Gesellschaft für Ernährung / Schweizerische Gesellschaft für Ernährung (Hrsg.) (2015): *Essenzielle Fettsäuren.* In: Referenzwerte die für Nährstoffzufuhr. 2. Auflage, 1 Ausgabe, Bonn.

Deutsche Gesellschaft für Ernährung / Österreichische Gesellschaft für Ernährung / Schweizerische Gesellschaft für Ernährung (Hrsg.) (2015): *Fett.* In: Referenzwerte für die Nährstoffzufuhr. 2. Auflage, 1 Ausgabe, Bonn.

Deutsche Gesellschaft für Ernährung / Österreichische Gesellschaft für Ernährung / Schweizerische Gesellschaft für Ernährung (Hrsg.) (2015): *Fluorid.* In: Referenzwerte für die Nährstoffzufuhr. 2. Auflage, 1 Ausgabe, Bonn.

Deutsche Gesellschaft für Ernährung / Österreichische Gesellschaft für Ernährung / Schweizerische Gesellschaft für Ernährung (Hrsg.) (2015): *Jod.* In: Referenzwerte für die Nährstoffzufuhr. 2. Auflage, 1 Ausgabe, Bonn.

Deutsche Gesellschaft für Ernährung / Österreichische Gesellschaft für Ernährung / Schweizerische Gesellschaft für Ernährung (Hrsg.) (2015): *Kohlenhydrate, Ballaststoffe (Nahrungsfasern)*. In: Referenzwerte für die Nährstoffzufuhr. 2. Auflage, 1 Ausgabe, Bonn.

Deutsche Gesellschaft für Ernährung / Österreichische Gesellschaft für Ernährung / Schweizerische Gesellschaft für Ernährung (Hrsg.) (2015): *Kupfer, Mangan, Chrom, Molybdän*. In: Referenzwerte für die Nährstoffzufuhr. 2. Auflage, 1 Ausgabe, Bonn.

Deutsche Gesellschaft für Ernährung / Österreichische Gesellschaft für Ernährung / Schweizerische Gesellschaft für Ernährung (Hrsg.) (2015): *Magnesium*. In: Referenzwerte für die Nährstoffzufuhr. 2. Auflage, 1 Ausgabe, Bonn.

Deutsche Gesellschaft für Ernährung / Österreichische Gesellschaft für Ernährung / Schweizerische Gesellschaft für Ernährung (Hrsg.) (2015): *Niacin*. In: Referenzwerte für die Nährstoffzufuhr. 2. Auflage, 1 Ausgabe, Bonn.

Deutsche Gesellschaft für Ernährung / Österreichische Gesellschaft für Ernährung / Schweizerische Gesellschaft für Ernährung (Hrsg.) (2015): *Pantothensäure*. In: Referenzwerte für die Nährstoffzufuhr. 2. Auflage, 1 Ausgabe, Bonn.

Deutsche Gesellschaft für Ernährung / Österreichische Gesellschaft für Ernährung / Schweizerische Gesellschaft für Ernährung (Hrsg.) (2015): *Phosphor*. In: Referenzwerte für die Nährstoffzufuhr. 2. Auflage, 1 Ausgabe, Bonn.

Deutsche Gesellschaft für Ernährung / Österreichische Gesellschaft für Ernährung / Schweizerische Gesellschaft für Ernährung (Hrsg.) (2015): *Riboflavin (Vitamin B$_2$)*. In: Referenzwerte für die Nährstoffzufuhr. 2. Auflage, 1 Ausgabe, Bonn.

Deutsche Gesellschaft für Ernährung / Österreichische Gesellschaft für Ernährung / Schweizerische Gesellschaft für Ernährung (Hrsg.) (2015): *Selen*. In: Referenzwerte für die Nährstoffzufuhr. 2. Auflage, 1 Ausgabe, Bonn.

Deutsche Gesellschaft für Ernährung / Österreichische Gesellschaft für Ernährung / Schweizerische Gesellschaft für Ernährung (Hrsg.) (2015): *Thiamin (Vitamin B$_1$)*. In: Referenzwerte für die Nährstoffzufuhr. 2. Auflage, 1 Ausgabe, Bonn.

Deutsche Gesellschaft für Ernährung / Österreichische Gesellschaft für Ernährung / Schweizerische Gesellschaft für Ernährung (Hrsg.) (2015): *Vitamin A (Retinol), β-Carotin*. In: Referenzwerte für die Nährstoffzufuhr. 2. Auflage, 1 Ausgabe, Bonn.

Deutsche Gesellschaft für Ernährung / Österreichische Gesellschaft für Ernährung / Schweizerische Gesellschaft für Ernährung (Hrsg.) (2015): *Vitamin C*. In: Referenzwerte für die Nährstoffzufuhr. 2. Auflage, 1 Ausgabe, Bonn.

Deutsche Gesellschaft für Ernährung / Österreichische Gesellschaft für Ernährung / Schweizerische Gesellschaft für Ernährung (Hrsg.) (2015): *Vitamin D (Calciferole)*. In: Referenzwerte für die Nährstoffzufuhr. 2. Auflage, 1 Ausgabe, Bonn.

Deutsche Gesellschaft für Ernährung / Österreichische Gesellschaft für Ernährung / Schweizerische Gesellschaft für Ernährung (Hrsg.) (2015): *Vitamin E (Tocopherole)*. In: Referenzwerte für die Nährstoffzufuhr. 2. Auflage, 1 Ausgabe, Bonn.

Deutsche Gesellschaft für Ernährung / Österreichische Gesellschaft für Ernährung / Schweizerische Gesellschaft für Ernährung (Hrsg.) (2015): *Vitamin K*. In: Referenzwerte für die Nährstoffzufuhr. 2. Auflage, 1 Ausgabe, Bonn.

Deutsche Gesellschaft für Ernährung / Österreichische Gesellschaft für Ernährung / Schweizerische Gesellschaft für Ernährung (Hrsg.) (2015): *Wasser*. In: Referenzwerte für die Nährstoffzufuhr. 2. Auflage, 1 Ausgabe, Bonn.

Deutsche Gesellschaft für Ernährung / Österreichische Gesellschaft für Ernährung / Schweizerische Gesellschaft für Ernährung (Hrsg.) (2016): *Chlorid*. In: Referenzwerte für die Nährstoffzufuhr. 2. Auflage, 2. aktualisierte Ausgabe, Bonn.

Deutsche Gesellschaft für Ernährung / Österreichische Gesellschaft für Ernährung / Schweizerische Gesellschaft für Ernährung (Hrsg.) (2016): *Kalium*. In: Referenzwerte für die Nährstoffzufuhr. 2. Auflage, 2. aktualisierte Ausgabe, Bonn.

Deutsche Gesellschaft für Ernährung / Österreichische Gesellschaft für Ernährung / Schweizerische Gesellschaft für Ernährung (Hrsg.) (2016): *Natrium*. In: Referenzwerte für die Nährstoffzufuhr. 2. Auflage, 2. aktualisierte Ausgabe, Bonn.

Deutsche Gesellschaft für Ernährung / Österreichische Gesellschaft für Ernährung / Schweizerische Gesellschaft für Ernährung (Hrsg.) (2017): *Protein und unentbehrliche Aminosäuren*. In: Referenzwerte für die Nährstoffzufuhr. 2. Auflage, 3. aktualisierte Ausgabe, Bonn.

Deutsche Gesellschaft für Ernährung / Österreichische Gesellschaft für Ernährung / Schweizerische Gesellschaft für Ernährung (Hrsg.) (2018): *Folat*. In: Referenzwerte für die Nährstoffzufuhr. 2. Auflage, 4. aktualisierte Ausgabe, Bonn.

Deutsche Gesellschaft für Ernährung / Österreichische Gesellschaft für Ernährung / Schweizerische Gesellschaft für Ernährung (Hrsg.) (2018): *Vitamin B_{12} (Cobalamine)*. In: Referenzwerte für die Nährstoffzufuhr. 2. Auflage, 4. aktualisierte Ausgabe, Bonn.

Deutsche Gesellschaft für Ernährung / Österreichische Gesellschaft für Ernährung / Schweizerische Gesellschaft für Ernährung (Hrsg.) (2019): *Vitamin B_6*. In: Referenzwerte für die Nährstoffzufuhr. 2. Auflage, 5. aktualisierte Ausgabe, Bonn.

Deutsche Gesellschaft für Ernährung / Österreichische Gesellschaft für Ernährung / Schweizerische Gesellschaft für Ernährung (Hrsg.) (2019): *Zink.* In: Referenzwerte für die Nährstoffzufuhr. 2. Auflage, 5. aktualisierte Ausgabe, Bonn.

Düren, M. / Kersting, M. (2003): *Das Angebot an Kinderlebensmitteln in Deutschland. Produktübersicht und ernährungsphysiologische Wertung.* In: Ernährungs Umschau, 50. Jahrgang, Heft 1, S. 16 – 21. (URL: http://www.ernaehrungsdenkwerkstatt.de/fileadmin/user_upload/EDW-Text/TextElemente/Kinder/Kinder-LM_Dueren_Kersting_I_EU_01_16_21.pdf [letzter Zugriff: 03.04.2020]).

Elmadfa I. / Leitzmann C. (2019): *Ernährung des Menschen.* 6. Auflage, Eugen Ulmer Verlag, Stuttgart.

EU Pledge (Hrsg.) (2020): *Our Commitment.* (URL: https://eu-pledge.eu/our-commitment/ [letzter Zugriff: 19.04.2020]).

EU Pledge (Hrsg.) (2020): *Our Members.* (URL: https://eu-pledge.eu/our-members/ [letzter Zugriff: 19.04.2020]).

EU Pledge (Hrsg.) (2020): *Welcome to the EU Pledge.* (URL: https://eu-pledge.eu/ [letzter Zugriff: 19.04.2020]).

foodwatch e. v. (Hrsg.) (2012): *foodwatch-Marktcheck: 1.514 Kinderlebensmittel unter der Lupe.* (URL: https://www.foodwatch.org/fileadmin/foodwatch.de/news/2012-03-13HintergrundMarktcheck_ger.pdf [letzter Zugriff: 04.04.2020]).

foodwatch e. v. (Hrsg.) (2015): *Test: Selbstbeschränkung bei Kinder-Werbung wirkungslos.* (URL: https://www.foodwatch.org/de/aktuelle-nachrichten/2015/test-selbstbeschraenkung-bei-kinder-werbung-wirkungslos/ [letzter Zugriff: 19.04.2020]).

foodwatch e. v. (o. J.): *Unsere Mission.* (URL: https://www.foodwatch.org/de/ueber-uns/unsere-mission/ [letzter Zugriff: 04.04.2020]).

Heide, K. et al. (2019): *Inanspruchnahme der Mittagsverpflegung an Schulen. Ergebnisse der bundesweitern Ernährungsstudie EsKiMo II.* In: Ernährungs Umschau, 66. Jahrgang, Heft 6, S. M324 – M331. (URL: https://www-ernaehrungs-umschau-de.pxz.iubh.de:8443/fachzeitschrift/heftarchiv/heft/eu-2019-ausgabe-6/?no_cache=1&cHash=7af867bab82fe0444d471e5180a624fe [letzter Zugriff: 20.04.2020]).

Jansen, C. et al. (2020): *Ernährung in der Schule. Zwischen administrativen Zuständigkeiten und strukturellen Rahmenbedingungen.* In: Ernährungs Umschau, 67. Jahrgang, Heft 1, S. M40 – M47.

Kamensky, J. (2018): *Kinderlebensmittel: Ein Beitrag zur Kindergesundheit?* (URL: https://www.vis.bayern.de/ernaehrung/lebensmittel/gruppen/kinderlebensmittel.htm [letzter Zugriff: 04.04.2020]).

Mensink G. et al. (2007): *Forschungsbericht. Ernährungsstudie als KiGGS-Modul (EsKiMo).* Universität Paderborn / Robert Koch-Institut, o. V.

RKI (Robert Koch-Institut) (Hrsg.) (2013): *Beiträge zur Gesundheitsberichterstattung des Bundes. Referenzperzentile für anthropometrische Maßzahlen und Blutdruck aus der Studie zur Gesundheit von Kindern und Jugendlichen in Deutschland (KiGGS).* 2. erweiterte Auflage, Berlin.

Schek A. (2017): *Ernährungslehre kompakt. Für Studierende der Ernährungswissenschaft, Medizin und Naturwissenschaften und zur Ausbildung von Ernährungskräften.* 6. Aktualisierte und ergänzte Auflage, Umschau Zeitschriftenverlag, Wiesbaden.

Schienkiewitz A et al. (2018): *Übergewicht und Adipositas im Kindes- und Jugendalter in Deutschland – Querschnittergebnisse aus KiGGS Welle 2 und Trends.* In: Journal of Health Monitoring, Ausgabe 1, S. 16 - 23. (URL: *https://www.rki.de/DE/Content/Gesundheitsmonitoring/Gesundheitsberichterstattung/GBEDownloadsJ/Journal-of-Health-Monitoring_01_2018_KiGGS-Welle2_erste_Ergebnisse.pdf?__blob=publicationFile* [letzter Zugriff: 19.04.2020]).

Verbraucherzentrale (2020): *Kinderlebensmittel: Extrawurst für den Nachwuchs?* (URL: https://www.verbraucherzentrale.de/wissen/lebensmittel/gesund-ernaehren/kinderlebensmittel-extrawurst-fuer-den-nachwuchs-10725 [letzter Zugriff: 03.04.2020]).

Verbraucherzentrale (o. J.): *WAS IST EINE VERBRAUCHERZENTRALE? Informationen für Geflüchtete und Flüchtlingshelfer.* (URL https://www.verbraucherzentrale.de/sites/default/files/2017-09/Flyer_Was_ist_eine_Verbraucherzentrale.pdf [letzter Zugriff: 04.04.2020]).

Weltgesundheitsorganisation Regionalbüro für Europa (Hrsg.) (2011): *Gesunde Ernährung in der Schule.* (URL: http://www.euro.who.int/de/health-topics/disease-prevention/nutrition/news/news/2011/09/healthy-nutrition-in-schools [letzter Zugriff: 19.04.2020]).

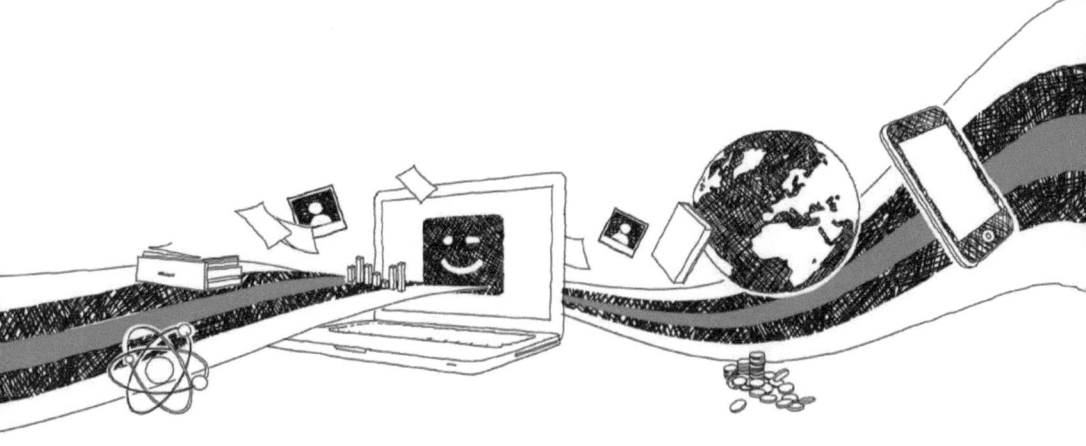
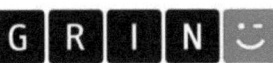